PARIS. — IMPRIMERIE A.-E. ROCHETTE
72-80, boulevard Montparnasse, 72-80

DE L'ACTION PHYSIOLOGIQUE

DU

CHLOROFORME

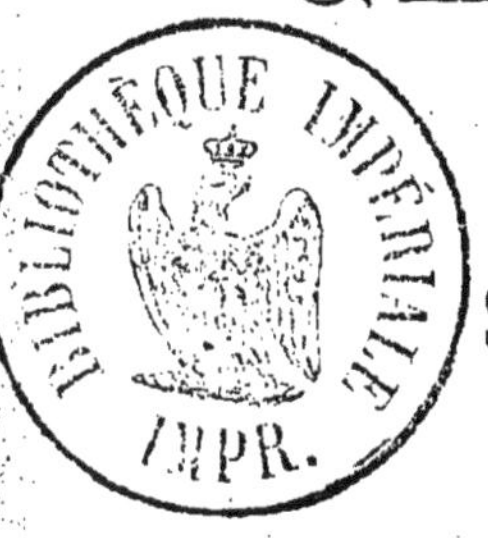

ET DE

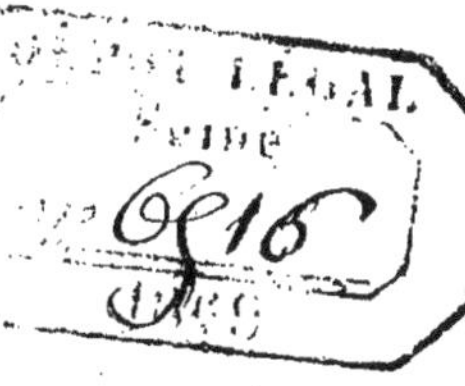

SON APPLICATION AUX ACCOUCHEMENTS

PAR

ANTONIO JOSÉ DE JESUS NARANJO
DOCTEUR EN MÉDECINE
Ancien externe des Hôpitaux et Hospices de Paris
Ancien interne des Hôpitaux civils et militaires d'Orléans

PARIS
IMPRIMÉ PAR LES SOINS DE E. BOUTMY
CORRECTEUR
6, RUE SAINT-DOMINIQUE-SAINT-GERMAIN, 6

1869

A MI QUERIDO PADRE

Sr José de Jesus **NARANJO**

A quien debo toda la Gratitud i Reconocimiento que puede
abrigar el corazon de un buen Hijo;
por sus constantes sacrificios

A MI MUY QUERIDA MADRE

Sra Pastora Orosco de **NARANJO**

Pot tantos desvelos y solicitud cariñosa

A MIS QUERIDOS HERMANOS I HERMANAS

Quisiera espresarles todo lo que siente mi corazon
por su generoso desinterés

A TODOS MIS PARIENTES

El recuerdo mas afectuoso

A MI MAESTRO EN MIS PRIMEROS ESTUDIOS

Sr Lino de Jesus **ASEVEDO**

Mi cordial reconocimiento

A M. LE PROFESSEUR RICHET
Officier de la Légion d'honneur, etc.
PRÉSIDENT DE MA THÈSE
Hommage pour ses savantes Cliniques

A M. CLAUDE BERNARD
Officier de la Légion d'honneur, etc.
l'Éminent Physiologiste du Collége de France

A M. LE DOCTEUR HALMAGRAND
mon premier Maître en Accouchements

A MM. LES CHIRURGIENS ET MÉDECINS
DE L'HOPITAL D'ORLÉANS
VAUSSIN, BRECHEMIER, LORAIN, MIGNON, PAYEN & LEPAGE
pour leur accueil bienveillant et leurs bons encouragements

A TOUS MES AMIS

A LA FRANCE
à qui je dois mon instruction, et dont je garderai un éternel souvenir

INTRODUCTION

Les rapides progrès que l'application du chloroforme a faits en Angleterre, en Allemagne et en Russie, où tout le monde, depuis le serf jusqu'au czar, a recours aux inhalations de chloroforme; — les nouvelles données de la science expérimentale, qui semblent jeter quelque lumière sur son action; — enfin les besoins des habitants de mon pays natal, où l'emploi de cet anesthésique est si peu répandu, surtout dans la pratique des accouchements, malgré les réclamations des patientes auxquelles la renommée des faits qui se sont produits en Europe et aux États-Unis fait ardemment désirer la présence d'un médecin chloroformiste, principalement dans la pratique des accouchements ; — toutes ces raisons m'ont décidé à choisir, pour sujet de ma thèse inaugurale, l'étude du chloroforme et de ses applications à l'art de l'accoucheur.

Malgré mes efforts, je ne me dissimule pas que je suis bien loin d'avoir accompli la tâche que je me suis imposée : si le sujet n'est pas des plus difficiles, il est tout au moins des plus délicats ; mais mon inexpérience est grande et mes connaissances sont faibles.

Ajoutons à cela la froideur avec laquelle les accoucheurs français ont reçu cet agent, ce qui rend les documents plus rares, et l'on comprendra l'embarras bien naturel que j'éprouve en traitant cette question, que je dois soutenir devant l'un des plus savants jurys scientifiques de l'Europe, et par conséquent du monde entier.

Mais, je connais la bienveillance de mes juges, et je me sens un peu rassuré ; j'espère que bientôt leur suffrage m'accordera le droit d'acquérir cette expérience qui me manque et dont ils ont donné des preuves si nombreuses.

Je m'efforçerai, dans la pratique de notre art, de justifier le droit précieux que cette illustre Faculté m'aura conféré et de me rendre digne de la cause que je défends.

PLAN GÉNÉRAL

Nous diviserons notre thèse en trois parties.

1° Dans une première partie, nous traiterons des divers moyens employés depuis l'antiquité jusqu'à nos jours pour abolir la douleur ; — du chloroforme en particulier et de son action physiologique ; — enfin nous donnerons quelques aperçus nouveaux d'après les expériences de M. Cl. Bernard.

2° Dans une seconde partie, nous nous occuperons des arguments qu'on oppose à l'emploi du chloroforme : — 1° arguments non scientifiques (dont nous ne dirons que quelques mots) ; — 2° influence du chloroforme sur les organes essentiels de la parturition ; — 3° influence de cet agent sur la santé et la vie de la mère et de l'enfant.

3° Dans une troisième partie, enfin, nous passerons en revue : 1° les cas où l'on doit employer le chloroforme ; — 2° ceux où il faut proscrire son emploi ; — 3° les précautions à prendre dans son administration, les secours à donner en cas de danger ; — nous terminerons par 4° les observations, — et 5° les conclusions.

PROLÉGOMÈNES

Des Anesthésiques en général

On appelle *anesthésique* toute substance capable de supprimer la sensibilité, la faculté d'éprouver de la douleur, qui amène ainsi la résolution des membres, et par suite l'immobilité des animaux auxquels on l'administre, et qu'elle plonge dans une sorte de sommeil. Ce sont ces substances que M. Claude Bernard désigne sous le nom de *contentifs physiologiques*.

Il existe un grand nombre d'anesthésiques; mais, parmi eux, on donne aujourd'hui la préférence au chloroforme, dont l'effet est plus sûr et plus rapide.

Avant d'aller plus loin, nous croyons utile d'esquisser en

traits rapides les différents moyens qu'on a employés pour abolir la douleur, depuis l'antiquité jusqu'à nos jours.

Que l'on veuille bien nous pardonner cette digression, que nous ferons précéder de considérations empruntées à M. Cl. Bernard, dans lesquelles le savant professeur du Collége de France rappelle par quelles phases ont passé les différents *contentifs de la douleur*, selon l'heureuse expression de l'éminent physiologiste.

L'usage des agents anesthésiques est très-nouveau en chirurgie. Il ne remonte guère qu'à une vingtaine d'années. On avait bien de tout temps essayé par divers procédés de diminuer ou de supprimer la douleur; mais la plupart de ceux qui n'étaient pas tombés dans l'oubli passaient plutôt pour des recettes de charlatans que pour des procédés vraiment médicaux.

Ainsi nous voyons les Assyriens comprimer les vaisseaux du cou chez les enfants qu'ils voulaient circoncire, afin de les rendre insensibles à l'opération.

Les Chinois employaient, il y a plus de deux mille ans, une plante de la famille des urticées pour rendre les malades insensibles à l'opération de l'acupuncture, très-fréquente dans ce pays.

Les Romains avaient, d'après Dioscoride et Pline, la *pierre de Memphis*, qui n'était, croit-on, qu'un carbonate de chaux, qui, par sa réaction avec le vinaigre, produisait de l'acide carbonique, lequel, comme on le sait, est capable de produire l'anesthésie dans une certaine mesure.

La mandragore, l'opium, *diverses préparations propres à donner de l'alcool* (ce qui pourrait bien n'être que l'alcool lui-même ou l'éther) furent employés par le moyen âge.

Vers la fin du siècle dernier, un chirurgien anglais, James Moore, essaya d'établir une méthode anesthésique fondée sur la compression des nerfs ; ce procédé fit beaucoup de bruit en Angleterre, mais on l'oublia bientôt.

Dix années après environ, un médecin et chimiste anglais, Beddoes, qui s'était fait le promoteur des inhalations gazeuses pour le traitement d'un certain nombre de maladies, avait établi aux environs de Bristol une institution pneumatique où l'on recevait des malades pour les soumettre aux inhalations des divers gaz ou airs artificiels que la chimie venait de découvrir.

Humphry Davy expérimenta les inhalations du protoxyde d'azote, et émit l'idée qu'on pourrait peut-être l'employer avec avantage dans les opérations chirurgicales qui ne s'accompagnent pas d'une grande effusion de sang.

D'un autre côté, il s'était produit accidentellement un certain nombre de faits qui avaient mis en évidence les propriétés anesthésiques de l'éther sulfurique; beaucoup de ces faits avaient été observés par des médecins et quelques-uns même publiés par eux ; mais, comme nous l'avons dit, tous ces faits n'avaient été remarqués qu'à titre d'accidents, lorsque, vers 1842, Jackson, respirant par hasard de l'éther et de l'ammoniaque, pour contre-balancer les effets du chlore qu'il venait de respirer en grande quantité par suite d'un accident de laboratoire, éprouva aussitôt du soulagement, et bientôt les phénomènes de l'anesthésie.

Il eut immédiatement l'idée de la méthode anesthésique en chirurgie. Bientôt après, Warren, chirurgien de l'hôpital de Boston, donna la sanction clinique à cette belle découverte, et l'anesthésie fut définitivement conquise à la pratique chirurgicale.

A peine faite en Amérique, la découverte de l'anesthésie chirurgicale par l'éthérisation se répandit en Europe avec la plus grande rapidité; Malgaine et Velpeau en vantèrent les excellents résultats cliniques, et Flourens et M. Longet se mirent aussitôt à étudier l'action de l'éther sur l'organisme. Flourens observa même l'effet également anesthésique du chloroforme, mais on n'eut pas l'idée de répéter l'expérience sur l'homme.

C'est en Angleterre que cette idée se produisit. Simpson employa le chloroforme au lieu de l'éther, pour anesthésier ses malades, et, le 10 novembre 1847, il pouvait exposer devant la Société médico-chirurgicale d'Edimbourg les résultats de cinquante chloroformisations, toutes suivies d'un complet succès, dans des opérations chirurgicales de tout genre (1). Le chloroforme triompha bientôt à peu près

(1) Les 50 cas de Simpson se multiplièrent bien vite, comme on peut en juger par la lettre qu'il écrivit à Chailly, cinq aus après.

Cette lettre est insérée dans le *Bulletin général de thérapeutique*, 1853. La voici textuellement :

« My dear Dr Chailly,

« It have recommended Mrs V... to place himself under your kind table care at her approaching accouchment as she (like other scottish ladies) wishes to get chloroform during it.

« Here all insist among out ladies that they know the pains to be *unnecessary* suffering thence will not endure them.

« I have ovly attended 13 labours cases during the last five years in which the patient was not asleep with chloroform during the latter stiges of parturition.

« This week I was in London giving chloroform to a lady in labour. Dr Heam who at firstwrote so violently against it in midwifery is giving it now as most patients there also demand it.

« We calculate that in Edinburgh alone about 3 or 400,000 cases of chloroformization have occurred in midwifery, etc., *without a single accident*.

partout de l'éther, et il fut définitivement installé dans la pratique chirurgicale.

Son application à l'accouchement fut loin d'être aussi rapide et aussi universellement admise.

En 1847, Simpson eut le premier l'idée d'employer les inhalations éthérées dans les accouchements. L'opération réussit à merveille.

Ce premier succès encouragea Simpson, et, après d'autres essais, il put avancer hardiment l'heureuse influence de l'anesthésie dans les accouchements.

L'impulsion était donnée; les accoucheurs se mirent à l'œuvre, et lorsque le chloroforme eut été découvert, ce fut encore Simpson qui en fit le premier essai sur les femmes en travail. L'Angleterre accueillit la nouvelle méthode avec enthousiasme; l'Allemagne, moins ardente, lui donna cependant franchement droit de cité; la France fut plus rebelle et, encore aujourd'hui, elle est loin d'avoir franchement adopté l'anesthésie appliquée aux accouchements; les uns ne la reconnaissent ni utile ni favorable; d'autres en restreignent l'emploi aux opérations obstétricales; d'autres ne l'admettent dans le travail naturel que quand il est accompagné de douleurs vives et d'une excitation considérable. Pourquoi donc toutes ces restrictions? La répulsion de la plupart des auteurs français ne repose sur

« Perhaps 400,000 doses of aloes, opium, calomel, etc., would not have been equally innocuous.

« I wish I could induce you to come over and visit me here. Do try and come.

Yours very true.

J.-Y. Simpson.

« Edinburgh, nov. 1852. »

aucun motif pratique et sérieux : les praticiens anglais se félicitent tous les jours des résultats si heureux et si satisfaisants de son emploi ; et si nous ne sommes pas aussi enthousiastes qu'eux pour cette méthode, du moins ouvrons-lui franchement nos portes, expérimentons-la sur une plus grande échelle, et nous arriverons ainsi, nous en avons la ferme conviction, à délivrer les malheureuses mères des horribles souffrances que la nature leur a fatalement imposées.

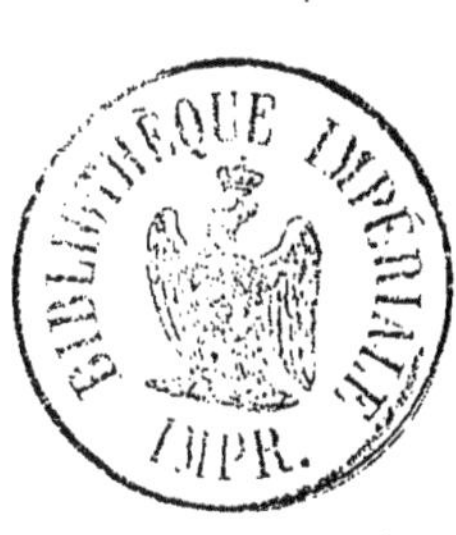

PREMIÈRE PARTIE

Action physiologique du Chloroforme

De tous les anesthésiques connus, le chloroforme et l'éther sont les plus employés ; et on donne généralement la préférence au premier.

Son action est plus sûre, plus prompte et plus rapide, sans augmenter les dangers. La période d'excitation est moins longue, moins loquace, le repos plus tranquille et le réveil moins pénible.

Malgré ces avantages, l'Ecole de Lyon et celle de Boston préfèrent encore l'éther.

Pour nous, le chloroforme pur conserve ses avantages

sur tous les autres anesthésiques, et nous ne nous occuperons que de celui-là.

Le chloroforme produit une dépression considérable sur le système nerveux ; il est un sédatif puissant et abaisse la température animale.

La température baisse même sensiblement après qu'on a cessé les inhalations, et elle ne remonte à son niveau physiologique qu'environ deux heures après. Cela est dû peut-être à la saturation des globules sanguins par cet agent, ce qui les empêche de se charger d'oxygène, ou à l'action du chloroforme sur les centres nerveux et les nerfs vaso-moteurs.

Le chloroforme a une action progressive sur le cerveau, la protubérance annulaire, le cervelet, la moelle épinière et la moelle allongée.

En agissant sur le cerveau et le cervelet, il produit une excitation, trouble l'intelligence et dérange l'équilibre dans les mouvements.

En agissant sur la protubérance annulaire, il amène la perte du sentiment et des mouvements volontaires.

En agissant sur la moelle épinière, il abolit les mouvements réflexes.

Enfin, sur la moelle allongée, il produit un collapsus complet et arrête les fonctions de la respiration et de la circulation. Ainsi la moelle allongée est la dernière à se prendre.

Le chloroforme agit sur le système cérébro-spinal ; mais il attaque d'abord la substance blanche, et ce n'est qu'en dernier lieu que la substance grise est impressionnée. Voilà pourquoi les fonctions respiratoires, qui, d'après M. Longet, dépendent des cordons antéro-latéraux du bulbe et dont la structure intime est très-semblable à la substance grise ne s'arrêtent pas pendant la chloroformisation, à moins qu'elle n'ait été poussée trop loin, et, dans ce cas, la substance grise est prise.

L'action de cet anesthésique peut donc se diviser en trois périodes :

1° Excitation;

2 Insensibilité.

3° Collapsus.

Après avoir passé par la période d'excitation, le chloroforme produit l'insensibilité et le sommeil, et fait subir à la respiration et au pouls des oscillations dont il faut tenir compte dans son administration.

Pendant cette première période d'excitation, le malade éprouve des troubles de l'audition et de la vision, comparables à l'ivresse alcoolique.

Pendant la seconde période d'insensibilité ou de tolérance, la respiration se rétablit, mais l'insensibilité gagne de la périphérie au centre et finit par abolir les facultés sensoriales et locomotrices.

Le chloroforme étend son action sur les trois fonctions capitales de l'économie : innervation, respiration, circulation. La première et la seconde périodes, les seules qu'on doive employer dans la plupart des accouchements, ne présentent aucun danger ; mais la troisième période ou *chirurgicale* est très-dangereuse, et il est indispensable de la surveiller attentivement.

C'est à cette dernière période que la respiration devient stertoreuse et râlante ; la base de la langue s'abaisse sur l'épiglotte ; les yeux sont convulsés, et la respiration devient presque imperceptible. A ce moment, il faut porter secours au malade. Celui-ci se réveille comme d'un long sommeil et le calme se rétablit bientôt. D'autres fois, le réveil n'est pas aussi heureux, et le patient éprouve une tendance au sommeil et aux vomissements, et reste fatigué pendant toute la journée.

Il y a un point capital dans l'étude du chloroforme, mais qui malheureusement n'est pas encore élucidé : nous voulons parler de la congestion ou de l'anémie du cerveau.

Pour Giraldès, le chloroforme congestionnerait le cerveau ; pour M. C. Bernard, il y produirait l'anémie. Pour nous, nous pensons que l'anémie du cerveau expliquerait quelques faits importants : comme la guérison de l'éclampsie par les inhalations du chloroforme, les morts subites qu'on a eues à déplorer en administrant cet agent pour l'ablation des dents, opération dans laquelle le malade est presque toujours assis, et enfin la syncope.

Plus on examine l'action physiologique du chloroforme, plus on est convaincu de sa puissance anémique sur les centres nerveux.

1° Il est dangereux d'administrer le chloroforme à un patient debout ou assis. La syncope et quelquefois la mort en est le résultat; probablement c'est l'anémie du cerveau qui entraîne la syncope, et la position verticale la favorise par la gêne de la circulation.

2° D'après M. Giraldès, le chloroforme est d'une complète innocuité chez les enfants (il n'y a jamais eu d'accident), et cependant leur *cerveau* est plus vasculaire que celui de l'adulte ; d'où nous concluons que le chlorofome agit par *anémie* ; car, dans le cas contraire, l'enfant se trouverait dans de plus fâcheuses disposi ions qui l'adulte, par suite de cette même vascularisation, qui favoriserait considérablement la congestion, ce qui entraînerait la mort ; tandis que, dans notre hypothèse, au contraire, la vascularisation du cerveau empêche l'anémie profonde de cet organe, et par conséquent la syncope et même la mort.

3° En revanche, le chloroforme frappe vivement, et parfois brutalement des sujets anémiques, surtout lorsqu'ils sont debout ou assis, attitude favorable à l'olighémie cérébrale et à la syncope.

4° Si on examine l'ordre dans lequel le chloroforme attaque les centres nerveux, l'on verra encore qu'il procède : 1° par ordre d'élévation des fonctions ; 2° par ordre de vascularisation. Ainsi, il attaque : 1° le plan supérieur du cerveau, ou de l'intelligence ; 2° le plan inférieur ou des instincts, plan plus vasculaire que le plan supérieur ; 3° le cervelet, où siége la coordination des mouvements ; 4° la protubérance annulaire, source de la sensibilité et des mouvements volontaires ; 5° la moelle épinière, source des mouvements réflexes ; 6° en dernier lieu, il attaque le bulbe rachidien chargé des fonctions de la vie organique ou végétative, telles que la respiration, la circulation et la nutrition. Ce bulbe, sensiblement plus vasculaire que les parties précédentes des centres nerveux, est aussi le dernier à être frappé d'anémie profonde.

5° Pour M. le professeur Gubler (*Commentaires de thérapeutique*, 1868), le meilleur antidote de l'opium est le sulfate de quinine ; ce qui est très-naturel, puisque l'opium congestionne, tandis que la quinine anémie le cerveau ; mais l'action de la quinine a plus d'un point de ressemblance avec celle du chloroforme, d'où nous concluons que celui-ci doit également anémier le cerveau.

6° D'après les expériences de M. Neubaum, d'un côté, et celles de M. Cl. Bernard, de l'autre, les effets combinés de la morphine et du chloroforme seraient excessivement remarquables et intéressants.

Si avant d'administrer le chloroforme on administre une dose médiocre de chlorhydrate de morphine pour obtenir la stupéfaction, le patient tombera bientôt dans une insensibilité complète; les membres deviennent tellement flasques, qu'on peut les placer dans toutes les positions ; ils sont comme des cadavres chauds, et on peut les conserver dans cet état pendant très-longtemps.

Ajoutez à cela qu'il suffit d'une dose de chloroforme bien inférieure à celle qui serait nécessaire à l'état normal ; qu'il suffit d'entretenir faiblement les inhalations pour que le patient reste sous cette double influence de la manière la plus complète ; enfin, *et ceci est très-important, à peine l'inhalation du chloroforme est-elle interrompue que la sensibilité revient très-vite, pour disparaître de nouveau, si l'on veut, par l'effet d'une nouvelle inhalation. On est donc maître de l'anesthésie en le supprimant ou en le rétablissant à volonté.*

Nous expliquons ce phénomène de la manière suivante :

Au moment où l'animal, ou le patient, est soumis à l'action combinée de l'opium (morphine) et du chloroforme, il perdra la sensibilité et le mouvement, sans que le cerveau puisse arriver ni à une congestion ni à une anémie profonde. Au contraire, si vous cessez les inhalations du chloroforme, l'action de la morphine prédomine, le sang afflue vers les centres nerveux, et la sensibilité revient. — Le contraire arrivera par une nouvelle inhalation chloroformique.

7° Enfin la trépanation de chiens, du médecin anglais Durham, dans le but d'observer la circulation cérébrale pendant le sommeil anesthésique ; les observations (sur l'homme) du Dr Hammond et Bedford-Brown, aux États-

Unis (1), tendent à prouver l'anémie du cerveau pendant l'anesthésie chloroformique.

Nous croyons qu'il est de notre devoir de rapporter ici les résultats des expériences du savant professeur du Collége de France, M. Cl. Bernard.

Résultat des expériences de M. Cl. BERNARD

Pour que le chloroforme agisse, il faut qu'il soit administré par les poumons, afin qu'il puisse pénétrer dans le torrent circulatoire artériel ; car, sans cela, il serait éliminé sans produire l'anesthésie.

M. Cl. Bernard l'a toujours trouvé dans le sang des animaux chloroformisés.

Ainsi tombe l'opinion de ceux qui prétendent que le chloroforme et l'éther peuvent agir sans entrer dans le courant circulatoire. M. Cl. Bernard a constaté la présence de cet agent dans le sang toutes les fois que l'animal a été anesthésié, et cela par un procédé aussi simple qu'ingénieux. Le chloroforme, pénétrant dans le sang, produit l'anesthésie générale, en vertu d'une action sur le système nerveux que nous étudierons plus loin.

Pendant l'anesthésie, les poisons les plus violents sont sans action sur l'animal chloroformisé; mais l'empoisonnement se produit à leur réveil. Pour que l'anesthésie ait lieu,

(1) *On Wakefulness*, by William A. Hammond. Philadelphie, 1866.

il faut que le sang chargé de chloroforme pénètre les centres nerveux. Il en résulte l'anesthésie des nerfs sensitifs atteints à leur naissance par le chloroforme, mais l'anesthésie ne commencera que par la périphérie, et marchera de là vers les centres nerveux en remontant les nerfs, et frappera en dernier lieu l'extrémité médullaire où s'est cependant produite l'action initiale du chloroforme.

M. Cl. Bernard pense que cette action cause l'anémie du cerveau, car, dit-il, cet état se rapproche du sommeil, et, d'après les expériences de Durham, en Angleterre, et de Hammond, aux États-Unis, le sommeil consisterait dans une anémie du cerveau. — C'est cette anémie que nous invoquons pour expliquer l'action du chloroforme dans l'éclampsie puerpérale. — M. Cl. Bernard pense également que le chloroforme exerce spécialement son action sur les nerfs sensitifs, sans toucher les nerfs moteurs ; ce qui expliquerait l'insensibilité sans la perte des mouvements.

En résumé :

1° Le chloroforme doit être administré par les poumons, afin qu'il entre immédiatement dans le système circulatoire artériel, et de là dans le cerveau.

2° Il agit sur les centres nerveux, en commençant par le cerveau, le cervelet, la moelle épinière et enfin la moelle allongée.

3° Cette action s'accompagne d'abord d'hypérémie ; mais bientôt le cerveau est anémié.

4° Une fois les centres impressionnés, les nerfs sensitifs perdent leurs propriétés, et cette perte marche de la périphérie au centre.

5° Les différentes parties de la moelle, depuis la région lombaire jusqu'à la région cervicale, perdent successivement leur action réflexe, quoique leur pouvoir excitomoteur soit augmenté au commencement de la chloroformisation.

6° Les nerfs du mouvement conservent leurs propriétés, aussi bien ceux qui proviennent du grand sympathique que ceux qui émanent de l'axe cérébro-spinal.

7° La plupart des cas de mort par le chloroforme arrivent par suite de l'arrêt du mouvement du cœur.

DEUXIÈME PARTIE

Arguments contre l'emploi du Chloroforme en Obstétrique

ACTION DU CHLOROFORME SUR LES ORGANES ESSENTIELS DE LA PARTURITION ET SUR LA SANTÉ ET LA VIE DE LA MÈRE ET DE L'ENFANT

Depuis Simpson, qui, le premier, en 1847, eut l'heureuse idée d'appliquer le chloroforme aux accouchements, jusqu'à nos jours où cette pratique gagne de plus en plus du terrain, cet anesthésique a eu ses adversaires.

Les uns le repoussent complétement, mais ceux-là ne se fondent pas sur des idées scientifiques ; aussi nous ne ferons qu'effleurer le sujet, dans le seul but de rendre plus complet notre travail.

Les autres, éclairés par la science, ne l'admettent qu'avec des restrictions ; c'est surtout à ces derniers que nous nous adresserons, afin de favoriser de plus en plus l'application de cet agent merveilleux. Examinons donc les arguments des uns et des autres et tâchons d'en peser la valeur.

1° Religieusement parlant, est-il permis, oui ou non, d'administrer le chloroforme dans le but d'affranchir la femme des horribles tortures de l'accouchement ?

2° Une fois administré, peut-il favoriser ou entraver l'accouchement ?

3° Enfin, en supposant que l'accouchement s'accomplisse sans grande souffrance, par l'emploi du chloroforme, peut-on redouter quelque chose, soit pour la santé ou la vie de la mère, soit pour la santé ou la vie de l'enfant ?

Prenons une à une chacune de ces questions, et tâchons de les résoudre.

1° *Est-il permis d'affranchir la femme des douleurs de l'enfantement ?*

Depuis la découverte du chloroforme, les docteurs de l'Église se sont toujours préoccupés de cette question ; mais, tout en respectant ces croyances, nous pensons que si l'on proscrit le chloroforme dans les accouchements, on doit le proscrire également dans la chirurgie et même dans la médecine tout entière.

En effet, voici le premier argument des docteurs de l'Église :

« Quand le perfide serpent fit avaler à notre première mère

Ève cette malheureuse pomme du paradis terrestre, Dieu prononça la malédiction que l'on connaît :

Au serpent, il dit : « Tu te traîneras sur la terre. »

A l'homme : « Tu gagneras ton pain à la sueur de ton front, et tu seras couvert de maladies. »

A la femme : « Tu enfanteras dans la douleur (*paries in dolore*). »

Les docteurs de l'Église nous disent : Vous voyez ; Dieu a donné cette douleur à la femme, c'est une punition, il faut qu'elle soit subie. Mais, est-ce que les maladies ne sont pas aussi une punition, et cependant nous tâchons (et cela n'est pas défendu) de les soulager et, autant que possible, de les guérir.

A ce point de vue, il est donc aussi permis de soigner une maladie que d'éviter la douleur de la parturition à la femme; mais laissons cet argument de côté, et occupons-nous des arguments vraiment scientifiques, les seuls qu'un médecin doive tenir sérieusement en considération, sous peine de rester toujours en arrière, en voulant concilier des choses incompatibles.

Passons maintenant au second argument, et voyons si le chloroforme entrave oui ou non le jeu des organes essentiels à l'accouchement, tels que l'utérus, les muscles abdominaux, le plancher périnéal, etc.

Influence du Chloroforme sur l'Utérus

Tout le monde considère aujourd'hui l'utérus comme une poche à trois ouvertures (les trompes et le col) d'apparence fibreuse à l'état de vacuité, évidemment charnue à l'état gravide, et surtout vers les derniers jours de la grossesse; mais les auteurs diffèrent beaucoup sur la disposition anatomique de ses fibres charnues.

Pour les uns, il serait composé de fibres charnues entrecroisées dans tous les sens, seulement elles seraient plus abondantes vers le fond de cet organe; et cela se conçoit, puisque c'est là que se passent surtout les contractions expulsatrices du fœtus; pour les autres, il serait formé de trois plans de fibres :

1° Plan superficiel : des fibres en nattes partant des trompes.

2° Plan interne : des fibres circulaires, nombreuses, surtout vers les trompes, et vers le col de l'utérus.

3° Plan intermédiaire : des fibres longitudinales se recourbant en anses sur les fibres circulaires du col, suivant l'opinion de MM. Jacquemier et Desormeaux, disposition que M. Penard (*Guide de l'accoucheur*; 2e édition, p. 12) traite de subtilité anatomique, et qui cependant a une importance très-grande, du moins dans l'hypothèse où nous nous plaçons pour expliquer les fonctions de l'utérus et leurs conséquences dans l'accouchement.

L'utérus est également excitable, contractile et sensible.

L'excitabilité est essentielle dans l'accouchement; car, sans elle, la présence du fœtus dans l'utérus n'éveillerait pas la contractilité de cet organe.

La contractilité n'est pas moins essentielle; elle est énergique, involontaire et intermittente. Mais ce que nous voulons faire ressortir, c'est l'indépendance de la douleur et de la contraction de l'utérus; elles coïncident, mais ne sont pas solidaires l'une de l'autre; du moins tant que ces contractions ne sont pas trop énergiques, car les muscles de la vie animale (ou striés), qui se contractent sans douleur à l'état normal, éprouvent des contractions douloureuses à l'état pathologique. L'estomac lui-même se contracte à chaque instant pendant la digestion, et cependant nous ne le sentons que quand celui-ci est troublé par un état morbide quelconque.

La contraction utérine produit la douleur indirectement, et voici par quel mécanisme. Le fœtus, refoulé par la contraction de l'utérus, vient pousser le col; celui-ci résiste, et ce n'est qu'à la longue qu'il finira par céder à la pression fœtale aidée des contractions des fibres longiludinales de l'utérus : voilà pourquoi la douleur coïncide avec la contraction, voilà pourquoi la douleur est si intense dans les cas où l'utérus se contracte énergiquement, tandis que le fœtus trouve un obstacle quelconque à l'accouchement; cette pression est quelquefois assez considérable pour entraîner la gangrène du col. Bien entendu nous ne parlons que des douleurs qui accompagnent la dilatation du col; les vraies douleurs de l'accouchement sont plus intenses et plus complexes : car, là, il faut compter non-seulement avec l'utérus, avec le sphincter de la vulve, mais encore avec le plancher périnéal dont la résistance est une source de douleur.

C'est si vrai que l'utérus peut se contracter sans douleur, que l'on voit souvent des femmes accoucher sans souffrances, malgré des contractions assez énergiques; tandis que d'autres fois, quand il y a un obstacle à l'accouchement, l'utérus se contracte faiblement, et cependant les douleurs ne se trouvent pas en rapport avec les contractions. C'est que, dans le premier cas, il y a eu peu de résistance et par conséquent peu de pression, tandis que, dans le second, le col a été plus ou moins comprimé. C'est pour cela aussi que nous proposons de rendre le col aussi insensible que possible; mais, avant d'aller plus loin, continuons à examiner les causes de la souffrance du col.

Nous avons dit plus haut que l'utérus possède des fibres circulaires et longitudinales, ou à anses; nous avons même ajouté que ces fibres longitudinales nous semblaient assez importantes, et jusqu'à un certain point nécessaires, dans l'hypothèse où nous nous plaçons.

En effet, nous pensons avec M. Jacquemier que les fibres circulaires servent à contracter le col de l'utérus, et les fibres longitudinales à le dilater; de sorte qu'il y aurait un antagonisme entre ces deux espèces de fibres, que je ne saurais mieux comparer qu'aux fibres circulaires et radiées de l'iris.

La comparaison est si juste que même l'innervation de l'utérus est semblable à celle de l'iris; en effet, le corps de l'utérus, et par conséquent les fibres longitudinales, ne reçoivent dans toute la partie qui correspond au corps que des filets nerveux de la vie organique ou végétative, tandis que le col, et par conséquent ses fibres circulaires, reçoivent deux espèces de filets nerveux (d'après les recherches de MM. Cazeaux et Rendu) :

1° Filets nerveux du grand sympathique;

2° Filets nerveux provenant de la moelle.

Ces derniers filets remontent le long des parties latérales du col pour aller se perdre dans son épaisseur.

Partant de ces données, nous admettons (mais c'est une opinion toute personnelle et pour laquelle je demande toute indulgence de mes juges) que le fœtus, pressant sur le col, produit la douleur et excite les fibres circulaires, lesquelles réagissent et se contractent comme tout ce qui souffre; mais, en même temps, les fibres longitudinales tendent à dilater, à effacer le col et à pousser le fœtus. La pression augmente, et partant la douleur ou la contraction; mais, au bout d'un temps plus ou moins long, la pression du fœtus, aidée de la contraction des fibres longitudinales, l'emportera sur les fibres circulaires; le col cède peu à peu, se dilate, s'efface, et l'accouchement commence.

Nous en avons un exemple frappant dans le cas de polypes ou de tumeurs cancéreuses de l'utérus; on le voit alors se contracter quelquefois comme si la femme était sur le point d'accoucher. Le col se dilate même un peu. Les souffrances se calment, mais le col reste dilaté; voilà deux faits contradictoires en apparence, et cependant ils ne font en réalité que corroborer notre proposition. En effet, les souffrances se calment, parce que la sensibilité du col s'est émoussée en s'habituant à cette excitation; le col reste dilaté pour la même raison.

Voilà pourquoi nous proposons d'aider l'accouchement, en diminuant l'excitabilité et la sensibilité du col, et par là la contractilité des fibres circulaires; ce qui facilitera la dilatation du col et par suite l'accouchement.

Nul agent mieux que le chloroforme ne pourrait produire un semblable résultat; car il faudrait agir sur le col en influençant le moins possible le corps de l'utérus. Or, nous savons que l'innervation du col et du corps ne sont pas identiques; en outre, le chloroforme agit surtout sur l'axe cérébro-spinal, et nous avons vu que le col reçoit des filets qui en proviennent: donc, avec le chloroforme, nous pouvons paralyser ou diminuer la sensibilité des fibres circulaires du col, sans influencer d'une manière sensible les contractions du corps de l'utérus, si nécessaires dans l'accouchement. Le chloroforme pourra donc produire le relâchement du col, diminuera la douleur et facilitera l'accouchement. Cette théorie est confirmée par l'expérience, comme le démontre l'observation suivante (Bergès, *Thèse*, page 16) :

OBSERVATION PREMIÈRE.

Observation de M. Bergès, insérée dans sa Thèse, page 16.

Une femme âgée de 20 ans, primipare, se présenta le 4 septembre, à dix heures du matin, à l'hôpital, et entra immédiatement à la salle d'accouchements. Interrogée sur l'époque à laquelle elle fait remonter sa grossesse, elle ne peut donner aucun renseignement positif ; seulement elle se croit à terme, et l'examen des organes génitaux confirme cette croyance. Sa grossesse n'a été troublée par aucun accident, sa constitution est bonne et son bassin bien conformé. Elle a ressenti les premières douleurs à 7 heures du matin, et, immédiatement après son entrée à l'hôpital, elles sont devenues tellement fortes, que cette femme, d'un tempérament *nerveux par excellence*, pousse des cris déchirants et se tord sur elle-même ; le travail, malgré l'énergie des douleurs, ne fait aucun progrès. On se décide, à *deux heures*, à employer le chloroforme ; deux minutes sont à peine écoulées que, grâce à de fortes inspirations, l'anesthésie est presque complète ; la femme est calme, la face ne se contracte plus comme avant l'administration du chloroforme ; quelques petits cris inintelligibles, joints à des mouvements obscurs du bassin, apportent seuls la preuve des contractions utérines. La dilatation de l'orifice présentait, à *deux heures*, tout au plus les dimensions d'une pièce de 2 francs ; résultat de six heures d'horribles souffrances ; mais, à dater du moment de l'insensibilité, le travail marche avec une rapidité remarquable, et, à *deux heures vingt minutes*, la tête commence à dilater l'orifice vulvaire. Cette dilatation se fait graduellement et promptement, et, ce qu'il y a de remarquable, c'est que la tête fœtale, qui disparaît ordinairement à la fin de chaque douleur, lorsqu'elle se présente à l'orifice vulvaire, ne semble pas ici être repoussée par le périnée faisant ressort, et elle reste à l'endroit où l'a portée la dernière contraction. Appliqué pendant *trente minutes*, le chloroforme a permis de terminer l'accouchement sans que la femme ait eu l'air de s'en apercevoir. Dix minutes après, le placenta a été expulsé tout naturellement.

Ce qu'il y a de remarquable dans cette observation, c'est la rapidité avec laquelle marche le travail, à partir du moment de l'administration de l'agent anesthésique. De 7 h. à 2 h., nous voyons d'atroces douleurs pour arriver seulement à dilater le col de la largeur d'une pièce de 2 francs.

A 2 heures, on administre le chloroforme, et, 36 minutes après, l'accouchement se fait avec peu de souffrances. Il faut noter également l'heureuse influence du chloroforme sur le plancher périnéal, malgré ses trois plans aponévrotiques. Cette fois, son relâchement était si notable, que la tête du fœtus, qui disparaît ordinairement à la fin de chaque douleur, lorsqu'elle se présente à la vulve, restait ici au point où l'avait portée la dernière contraction, sans être repoussée par le périnée faisant ressort.

Cette action du chloroforme sur l'utérus et sur les muscles dépendant de la vie organique et contribuant à l'accouchement avait été déjà soupçonnée par d'anciens observateurs ; mais ce fut Simpson qui l'appliqua le premier, appuyant sa découverte sur les données de la science.

Olivier publia un cas où la moelle était détruite par des acéphalo-cystes depuis la première jusqu'à la quatrième vertèbre dorsales, ce qui empêchait le cerveau d'exercer son action sur l'utérus, et cependant il se contractait, et la femme avait accouché régulièrement. Ce qui prouve déjà que la contraction de l'utérus est indépendante de l'axe cérébro-spinal, et qu'elle dépend surtout du grand sympathique, comme il arrive pour le cœur et les muscles respirateurs. Or, le chloroforme n'agit que sur la substance blanche de l'axe cérébro-spinal, et ce n'est que plus tard, et quand on a poussé trop loin l'anesthésie, qu'il agit sur la substance grise. Donc on pouvait déjà conclure de là la possibilité d'enlever à la femme la conscience de la douleur, sans troubler profondément les phénomènes de la parturition. Ce qu'on avait soupçonné autrefois est confirmé aujourd'hui par les données anatomiques, physiologiques et pathologiques. Nous avons déjà parlé de l'innervation de l'utérus, ce qui nous explique au point de vue anatomique l'action du chloroforme sur cet organe.

Quant aux données pathologiques, les anciens étaient tellement pénétrés de cette vérité, qu'ils disaient, depuis Harvey jusqu'à Haller, que les contractions de l'utérus pouvaient se faire chez une femme « Ignara, stupida et sopita, et immobilis et apoplectica, et epileptica, convulsionibus agitata, et ad summum debilis. »

Quant aux preuves physiologiques, M. Longet a démontré que les mouvements respiratoires ne sont troublés, ni dans le sommeil physiologique, ni dans le sommeil anesthésique; car, dit-il, ces mouvements résident dans le cordon intermédiaire et latéral du bulbe, dont la structure est semblable à celle de la substance grise; or le chloroforme n'influence qu'à la dernière extrémité la substance grise.

Le chloroforme ne peut donc troubler ni les fonctions de l'utérus, ni les fonctions du cœur, ni les fonctions respiratoires (en tant qu'il est employé modérément et selon les indications); mais il peut enlever la douleur, ou du moins la conscience de cette douleur; on doit donc l'appliquer aux accouchements devant être douloureux ou pénibles par une cause quelconque.

Action du chloroforme sur les contractions des muscles abdominaux

La contraction des muscles abdominaux est-elle indispensable pour que l'accouchement puisse se faire ? Non; elle est utile, mais non indispensable, car on a des cas de paraplégie où les muscles abdominaux étaient complétement paralysés, et cependant l'accouchement s'est effectué heureusement. On a vu même des femmes accoucher quelque temps après avoir cessé de vivre; donc, cette contraction n'est pas indispensable, mais seulement utile.

Quant à l'action du chloroforme sur ces muscles, les opinions sont encore plus partagées que pour l'action de cet agent sur l'utérus.

MM. Siebold et Bouvier pensent que les contractions des muscles abdominaux, ainsi que celles de l'utérus, sont considérablement diminuées par l'action du chloroforme : MM. Channing et Cazeaux partagent cette manière de voir, surtout pour ce qui concerne l'utérus ; mais il est probable que, dans ces cas-là, on a poussé trop loin la chloroformisation, qui, comme nous l'avons déjà dit dans notre première partie, présente trois phases ou périodes :

1° Période d'excitation,

2° Période où tout semble revenir à l'état naturel,

3° Prostration complète, moment où les muscles mêmes de la vie organique commencent à se paralyser, période à laquelle il ne faut jamais pousser l'anesthésie obstétricale. Dans d'autres cas, les contractions ont cessé au commencement de la chloroformisation pour se montrer plus tard, une fois la surprise passée, ce qui n'étonnera nullement ceux qui connaissent l'influence de la crainte et de l'imagination.

Simpson, Samson, Brown, Murphy, en Angleterre Stoltz, Roux, Houzelot, Pajot, Tarnier, en France, et même M. Depaul qu'on ne peut cependant pas soupçonner d'être fanatique du chloroforme; tous ces accoucheurs croient que ces contractions sont peu ou pas du tout influencées par le chloroforme à dose modérée.

Pour M. Longet, les muscles abdominaux étant des muscles respirateurs, ils doivent conserver leur contractilité. Du reste, voici ce qu'il dit à ce sujet :

« Au milieu du collapsus profond dans lequel est plongé l'organisme, les mouvements respiratoires, la dilatation des narines et de la bouche, l'ouverture de la glotte, l'élévation des côtes et des épaules, la contraction du diaphragme et des muscles abdominaux, en tant que muscles concourant à la respiration, s'accomplissent encore; or, l'effort en général, et celui qui accompagne l'accouchement en particulier, n'est qu'un changement passager de l'acte respiratoire; c'est un état pendant lequel doivent se contracter énergiquement les muscles des côtes, des épaules, le diaphragme, les muscles des parois abdominales, dans lequel aussi, comme le font observer MM. Isidore Bourdon et Jules Cloquet, la glotte se resserre spasmodiquement, dans lequel tant d'autres muscles se contractent, en vertu d'une action synergique.

» Puisque dans l'éthérisation, en l'absence de la volonté, la respiration persiste dans toute son intégrité, et que le bulbe continue d'inciter tous les muscles qui concourent à son accomplissement, l'effort résultant de la contraction de ces mêmes muscles (y compris les muscles abdominaux) doit aussi pouvoir se produire encore; car si, le plus souvent, les contractions musculaires, d'où résulte l'effort, se produisent sous l'empire de la volonté, il est des cas où elle semble entièrement s'y soustraire, et c'est précisément ce qu'on observe à une certaine période du travail de l'accouchement.

» Quant au plancher périnéal, s'il ne se contracte pas chez la femme éthérisée, qui accouche, comme l'a observé M. Paul Dubois, si au contraire sa résistance naturelle est vaincue, et s'il participe au relâchement général, c'est qu'il ne fait pas partie de l'appareil musculaire respiratoire comme les muscles abdominaux. » (Longet. *Expériences relatives aux effets de l'héther sur le système nerveux, 1848.*)

M. Buisson admet également l'explication de M. Longet, mais il ajoute : « Les muscles abdominaux ne sont que des muscles respirateurs accessoires et leur relation plus manifeste avec les fonctions des viscères du bas-ventre qu'avec ceux du thorax conduit naturellement à penser que leur contraction pendant l'accouchement dépend de l'action réflexe de la moelle sur les plans musculaires de l'abdomen. Par suite de l'incitation utérine pendant l'accouchement, et ce qui tendrait à le prouver, c'est que ces muscles ne peuvent plus concourir à l'acte de la parturition si le chloroforme est administré assez loin pour abolir le pouvoir réflexe de la moelle; tandis qu'ils continuent à fonctionner comme muscles respirateurs en entretenant un reste de vie. »

Pour M. Pajot (*Dictionnaire encyclopédique*, t. IV), les muscles abdominaux ne peuvent se paralyser que dans le cas où l'anesthésie est assez intense pour annuler l'action de l'organe central sur les fibres nerveuses; car le chloroforme n'agit ni sur les ramifications ni sur les trajets des nerfs. Nous ajouterons que, quand, même ces muscles seraient paralysés, il n'y aurait pas d'hésitation à avoir entre les tortures de l'accouchement et la paralysie de ces muscles, surtout quand on sait la faible part qu'ils prennent dans cet acte, puisque des femmes paraplégiques et même mortes ont pu accoucher.

Il est donc prouvé que, par l'administration modérée du chloroforme, les muscles abdominaux ne font pas défaut dans l'acte de la parturition.

Action du chloroforme sur les muscles du périnée.

Le plancher périnéal, avec ses nombreux plans musculaires et aponévrotiques, est un des obstacles les plus grands dans l'accouchement surtout chez les primipares. Il est donc très-important de savoir s'il est plus ou moins relâché par l'action du chloroforme.

M. Dubois, dont la compétence est grande en pareille matière, dit : « Un fait constant que je dois signaler, c'est l'extrême laxité des muscles du périnée et la rapidité avec laquelle se fait la dilatation des organes. »

MM. Denham et Thomson pensent que le chloroforme relâche non-seulement le plan périnéal mais encore toutes les parties musculaires du vagin et de la vulve.

M. Longet croit que ces muscles se contractent dans l'effort volontaire, mais se relâchent dans l'effort involontaire; dans l'accouchement, le plancher périnéal ne fait que se déprimer sous le poids des viscères. Il croit également que ces muscles doivent se relâcher par l'action du chloroforme, parce qu'ils ne font pas partie de l'appareil musculaire respiratoire.

M. Pajot (*loc. cit.*) croit à leur relâchement, « parce que, dit-il, la portion inférieure de la moelle dont ils dépendent succombe plus vite à l'influence du chloroforme. »

On admet donc généralement le relâchement des muscles du périnée; malheureusement, il y a là encore la peau, le tissu cellulaire et les plans aponévrotiques sur lesquels le chloroforme ne saurait agir; mais, malgré cela, nous pensons que le relâchement de ces muscles favorise un peu l'accouchement et qu'il prévient surtout les déchirures profondes du périnée.

En effet, dans l'accouchement ordinaire, dans lequel le chloroforme n'est pas employé, la tête du fœtus est poussée contre le plancher périnéal juste au moment où ces muscles se contractent; si la poussée est trop forte, il pourra en résulter leur déchirure. Dans le cas du chloroforme, c'est le contraire qui arrive : la tête du fœtus est poussée contre le plancher périnéal, mais les muscles étant relâchés cèdent peu à peu, et s'il y a une déchirure, ce ne sera que dans la peau et le tissu cellulaire et non dans les muscles; du reste, nous savons que la déchirure périnéale, quand elle n'est que superficielle, est un accident de peu d'importance dans un accouchement difficile.

Nous espérons avoir démontré que le chloroforme n'exerce pas de fâcheuse influence sur les contractions de l'utérus, sur les muscles abdominaux, sur le plancher périnéal, c'est à-dire sur les agents actifs de l'accouchement; mais ce n'est pas tout: il nous reste à prouver que, tout en évitant à la femme les horribles souffrances de la parturition, nous n'avons à redouter aucun danger sérieux ni pour la santé et et la vie de la femme, ni pour la santé et la vie de l'enfant. C'est ce que nous allons essayer de prouver.

L'emploi du chloroforme peut-il influer sur la santé et la vie de la mère?

Depuis la découverte de l'anesthésie obstétricale, un grand nombre d'accoucheurs, d'un mérite incontestable, parmi lesquels nous citerons Simpson, Smith, Murply, Kidd, Snow, en Angleterre, Channing, Clark en Amérique, Grenser, Scanzoni, Spiegelberg en Allemagne, Sédillot, Buisson, Houzelot, Blot, Campbell, Desruelles en France, etc.), ont répondu à cette question en déclarant que l'emploi du chloroforme n'exerce, dans la pratique des accouchements, aucune fâcheuse influence sur la santé et la vie de la mère; administré méthodiquement, le chloroforme ne *tue jamais*, pourvu qu'on ait fait, si l'on peut s'exprimer ainsi, le *diagnostic chloroformique* avant d'employer cet agent. Ils admettent également que le chloroforme ne contrarie en rien l'accouchement, épargne la douleur à la femme, la met à l'abri d'un épuisement nerveux, hâte l'accouchement en conservant les forces expulsatrices et en affaiblissent les résistances. Les Anglais l'emploient largement, et cependant, depuis sa découverte, ils sont tous unanimes à en constater les heureux effets, surtout dans l'accouchement; car, en chirurgie, on compte quelques cas malheureux, tandis que les statistiques anglaises n'en comptent aucun en obstétrique.

Ce dernier fait a paru si remarquable qu'on s'est demandé s'il n'y aurait pas chez la femme en couches un état particulier qui la mettrait à l'abri des accidents du chloroforme? Serait-ce dû à la grande activité de la circulation placentaire ? Serait-ce dû au grand changement qui s'opère dans la circulation du bassin de la femme, après l'accouchement, et qui aurait pour résultat d'enlever toute compression des vaisseaux du bassin, de rétablir largement la grande circulation et d'éviter ainsi une anémie avancée du cerveau? Nous ne saurions nous prononcer à ce sujet ; le fait est réel ; mais, pour l'expliquer, nous nous trouvons encore réduit à de simples hypothèses.

Quoi qu'il en soit, puisqu'on admet l'emploi du chloroforme en chirurgie, où l'on compte cependant des cas de mort, pourquoi le repousse-t-on en obstétrique, où jusqu'ici tous les cas ont été heureux ? Il s'agit cependant d'épargner la douleur dans l'un et l'autre cas. Croit-on que cette douleur soit plus nécessaire à un enfantement qu'à une amputation ?

Certes nous ne nions pas que l'emploi du chloroforme ne soit accompagné de danger ; mais ce danger serait-il plus grand en obstétrique qu'en chirurgie?

C'est ce que nous allons examiner.

Des divers accidents qu'on reproche au chloroforme de causer à la femme en couches.

1° Excitation cérébrale et mouvements désordonnés.

2° Folie puerpérale.

3° Eclampsie.

4° Inertie utérine.

5° Hémorrhagie après la délivrance.

6° Rupture du périnée.

7° Mort subite.

1° *Excitation cérébrale et mouvements désordonnés.* — On sait depuis longtemps que le chloroforme, s'il commence par exciter le système nerveux, procure aussi bientôt après le calme, le repos, d'autant plus précieux ici que le système nerveux de la femme est plus susceptible. Quant aux mouvements désordonnés, qu'il nous suffise de dire que, dans toute opération, obstétricale ou non, on emploie le chloroforme non-seulement pour éviter la douleur, mais encore pour obtenir autant que possible l'immobilité.

2 *Folie puerpérale.* — On a observé des cas de folie puerpérale, c'est vrai; mais cet accident est-il une simple coïncidence, ou bien est-il l'effet direct de la chloroformisation? Nous croyons que le chloroforme, loin de produire la folie puerpérale, sert au contraire à la calmer, par la raison qu'il abolit la douleur et l'excitation cérébrale qui sont justement les causes les plus fréquentes de la folie puerpérale. « C'est dans les hôpitaux, dit M. Marcé (*Traité de la folie des femmes enceintes, des nouvelles accouchées et des nourrices;* Paris, 1858), où se trouvent un grand nombre de filles-mères, la plupart dans des dispositions morales des plus fâcheuses, que se présentent les cas les plus fréquents de manie puerpérale; ce trouble des facultés intellectuelles se déclare souvent alors que les douleurs sont déchirantes et qu'un long travail les a déjà épuisées. » C'est dans ces cas que le chloroforme réussit si bien, comme le prouvent les observations des docteurs Samson, Le-

breton, Tarnier, et le cas de Channing où une femme déjà folle dans un premier accouchement accoucha heureusement, grâce à l'emploi du chloroforme, à la seconde grossesse.

3° *Eclampsie.* — Je dirai de l'éclampsie ce que je viens de dire de la folie : Le chloroforme, loin de la produire, sert à la guérir ou à la prévenir, comme le prouvent un grand nombre d'observations, entre autres les observations III et IV (pages 59, 60) et celle de M. le professeur Richet qui, le premier, en 1848 (*Revue médico-chirurgicale*), administra le chloroforme dans l'éclampsie.

La femme était en travail et avait déjà eu une première attaque; les inhalations réussirent; elle accoucha d'un enfant vivant; une nouvelle attaque reparut après la délivrance. On l'arrêta de nouveau par le chloroforme.

D'ailleurs voici les expressions de M. Cazeaux, dont les les opinions se sont modifiées dans un sens favorable à l'emploi de cet agent :

« *A priori*, nous étions disposé à rejeter le chloroforme dans le traitement d'une maladie qui se complique si souvent de congestion cérébrale et même d'apoplexie (1). »

» Peut-être, est-ce avec un esprit prévenu que nous avons lu et analysé la plupart des observations publiées ; des faits nouveaux publiés par plusieurs de nos collègues ont singulièrement modifié notre opinion; et, aujourd'hui, nous sommes convaincu que l'emploi du chloroforme peut rendre de grands services. Nous l'avons vu chez deux femmes suspendre complétement les accès convulsifs. Dans un de ces cas, l'éclampsie avait résisté à deux saignées, aux purgatifs administrés par la bouche et le rectum, etc. »

(1) On sait que, chez la plupart des femmes éclamptiques, on trouve une grande quantité d'albumine dans les urines ; or, d'après M. le

A l'opinion de cet homme impartial nous pourrions ajouter celle de Richardson, d'Eliot, de New-York, et de tant d'autres; mais nous croyons inutile de nous appesantir plus longtemps sur ce sujet.

4° *Inertie utérine.* — Cet accident nous paraîtrait plus sérieux. Nous ferons cependant observer qu'il n'arrive qu'exceptionnellement et lorsque l'administration du chloroforme a été poussée trop loin, pratique que nous repoussons formellement.

5° *Hémorrhagies après la délivrance.* — Simpson, Smith, M. Pajot, assurent avoir pratiqué toutes les opérations obstétricales au moyen du chloroforme, et cependant ils n'ont observé d'hémorrhagie que dans des cas où il y avait inertie de l'utérus ou implantation vicieuse du placenta; mais ils ne croient pas que le chloroforme employé modérément puisse donner lieu à une hémorrhagie.

6° *Rupture du périnée.* — Nous nous sommes déjà expliqué à ce sujet, quand nous avons traité de l'action du chloroforme sur le plancher périnéal (page 40). Voici du reste l'opinion de M. Cazeaux: « La rigidité du plancher périnéal chez les primipares dispose à la déchirure de la commissure postérieure de la vulve. » Or le chloroforme relâche

professeur Sée, cette albumine, en excès dans le sang, exciterait l'action réflexe de la moelle, ce qui produirait les convulsions; à leur tour, celles-ci produiraient la congestion cérébrale, de sorte que cette congestion ne serait pas cause, mais effet. Mais, d'après les travaux de M. Claude Bernard, nous savons que le chloroforme a pour résultat d'anémier le cerveau et de diminuer le pouvoir réflex de la moelle : nous pensons donc que le chloroforme agit exactement de la même manière dans l'éclampsie. Il diminue d'abord le pouvoir excitomoteur, et par conséquent arrête les convulsions. En second lieu, il anémie le cerveau, et par suite il prévient la congestion cérébrale. Si le chloroforme échoue quelquefois, c'est parce que, comme on le sait, il y a plusieurs espèces d'éclampsies.

ces mêmes muscles; donc, il ne peut pas favoriser la déchirure; on aurait tout au plus la déchirure de la peau, par suite de la laxité musculaire; et, comme nous l'avons dit, cette déchirure superficielle est sans aucune gravité, et son éventualité plus ou moins probable ne doit pas nous empêcher d'accorder à la femme le bénéfice de la privation de la douleur, et peut-être même d'une déchirure profonde, comme nous l'avons déjà dit.

7° *Mort subite.* —Le chloroforme a fait des victimes, c'est vrai, même dans des cas d'opérations très-simples ; comme l'extraction de l'ongle incarné, la réduction d'une luxation, ou l'extraction d'une dent. Mais, comme le dit Velpeau, il est fort probable qu'on avait négligé l'examen approfondi du malade, soit avant, soit pendant l'opération, ou bien la chloroformisation avait été poussée trop loin, ce qui est d'autant plus dangereux que le chloroforme a la propriété d'agir quelque temps après que les inhalations ont cessé. Ajoutons que quelques sujets sont doués d'une idiosyncrasie en vertu de laquelle il est impossible de prévoir les résultats de la chloroformisation; mais, fort heureusement, ces cas sont excessivement rares.

On cite trois cas de mort par l'emploi du chloroforme dans l'accouchement; mais Kidd (1) a fait le relevé de100,000 cas d'accouchement par l'anesthésie chloroformique, sans qu'on ait eu à déplorer aucun accident; du reste, dans les trois cas de mort, le chloroforme est-il le seul coupable? est-il même coupable?

Dans le cas de Murphy, la mort ne survint que 24 heures après l'accouchement.

(1) Ch. Kidd. *Dublin Quart. journal of med. sciences,* mai 1864, p. 323.

La femme du docteur Pomeroy ne mourut que le lendemain.

Quant à celle du docteur Faye, elle était complétement épuisée par l'application du forceps.

Nous pensons donc que le médecin doit s'entourer de précautions et ne pas craindre d'employer le chloroforme dans le cas d'un accouchement difficile ou trop douloureux.

Influence du chloroforme sur la santé et la vie de l'enfant.

Presque tous les accoucheurs sont unanimes pour constater la parfaite innocuité de cet agent anesthésique sur la santé de l'enfant; cependant les observations de Scanzoni (1) et de Chassaignac tendraient à prouver l'influence du lait de la mère sur la santé de l'enfant; mais les accidents que ces auteurs mentionnent se sont passés après l'accouchement.

Amussat croyait aussi que les petits des femelles pleines et profondément chloroformisées naissaient engourdis; mais ici, il fallait porter très-loin la chloroformisation, ce qui ne doit jamais se faire en obstétrique.

(1) Une femme récemment accouchée était en proie à des tranchées utérines; Scanzoni la chloroformisa pendant 6 minutes dans le but de calmer ses douleurs; la femme, revenue à elle depuis 3 heures, donna à teter à son enfant et celui-ci tomba dans un sommeil profond pendant 8 heures; l'enfant ne se réveilla que pour tomber dans une agitation insolite qui ne cessa que deux jours après. — En l'absence de tout symptôme morbide, Scanzoni attribua cet accident au chloroforme. (Scanzoni, *Ueber die anwendung der anæsthetica in der geburstshuelflichen Praxis.*)

Hutez croit avoir trouvé le chloroforme dans le cordon ombilical du fœtus, au moyen de la méthode Ragski, et cependant les enfants sont venus bien portants.

Enfin M. Houzelot admet bien une accélération du pouls chez l'enfant, accélération toutefois qui n'entraîne aucun résultat fâcheux, car la plupart des enfants crient et tettent à la sortie du ventre de leur mère.

En résumé, nous admettons que le chloroforme n'agit d'une manière fâcheuse ni sur la mère ni sur l'enfant.

CONCLUSIONS DE CETTE SECONDE PARTIE

1° La douleur n'est pas plus nécessaire en accouchement qu'en chirurgie.

2° En ce qui concerne l'acte de la parturition, le chloroforme n'entrave ni les contractions de l'utérus, ni celles des muscles abdominaux. Il est favorable à la dilatation du col et au relâchement du plancher périnéal; il fait éviter ainsi les déchirures profondes et graves du périnée : il tue donc la douleur sans entraver l'acte de la parturition.

3° En ce qui concerne la santé de la mère, il est complétement inoffensif (à dose modérée, bien entendu) et produit de très-bons effets dans les cas d'éclampsie ou d'état nerveux bien caractérisés. Il n'influence pas le fœtus, ou l'influence si légèrement que ce n'est pas la peine d'en tenir compte, en présence du service immense qu'on rend à la mère.

TROISIÈME PARTIE

Indications du Chloroforme dans les Accouchements. — Observations et Conclusions

Le chloroforme a été largement employé en Amérique et en Allemagne, et surtout en Angleterre. Dès 1864, Ch. Kidd estimait à plus de 100,000 les cas où le chloroforme avait déjà été administré chez les femmes en couches, et à Londres seulement le nombre atteignait plus de 40,000. La reine Victoria avait déjà essayé les bienfaits de cet agent, et avec elle une grande partie de l'aristocratie anglaise, chez laquelle son usage se répand tous les jours de plus en plus. En France, on ne l'a accepté qu'avec une certaine réserve, et ce n'est que depuis ces dernières années que l'on commence à l'introduire dans la pratique journalière, et cela surtout grâce à la persévérance et au zèle du docteur Campbell, à qui je dois une profonde reconnaissance pour son amabilité et ses bons conseils. « Nous ne devons pas attendre que les faits de cette nature s'imposent, dit M. Joulin, comme malgré nous, à notre pratique ; il faut largement leur ouvrir les portes, lorsqu'ils font autant d'honneur à l'intelligence humaine. »

Mais doit-on conseiller l'emploi du chloroforme dans toute espèce d'accouchement ? Non, certainement; et nous pouvons dire, en règle générale, que chaque fois qu'il nous sera possible de le faire sans mettre en danger la santé de la mère, on ne devra pas hésiter à lui épargner les atroces douleurs de la parturition.

Quels sont donc les cas où l'on doit employer le chloroforme?

Cas où il est permis d'employer le Chloroforme.

1° Chez les femmes lymphatiques, nerveuses et impressionnables, se frappant d'avance des douleurs de l'accouchement.

2° Chez les primipares, où le périnée et la vulve opposent une grande résistance et retardent considérablement l'accouchement.

3° Chez la femme dont les contractions fausses et irrégulières s'accompagnent de rigidité du col et n'avancent en rien le travail, tout en la fatiguant beaucoup.

4° Toutes les fois qu'il y a rachialgie excessive, vomissements incoercibles, des coliques, des crampes violentes ou des douleurs intolérables se répandant dans les membres inférieurs.

5° Pour calmer les attaques d'éclampsie, surtout quand la saignée et les purgatifs ont échoué.

6° Pour favoriser la dilatation du col chez la femme dont le travail est long et pénible. Ici on ne doit pas dépasser le premier degré.

7° Pour faciliter la version ou l'application du forceps.

8° Pour pratiquer n'importe quelle opération obstétricale.

9° On doit l'administrer le plus tard possible, et seulement au moment où les douleurs le demandent impérieusement, surtout à la période d'expulsion.

10° On doit arrêter l'anesthésie dès le début de tout phénomène inquiétant.

11° Enfin on y aura recours dans les opérations obstétricales.

12° Il va sans dire que, pour son administration, on observera toutes les règles que nous avons déjà posées.

Cas où il faut proscrire l'emploi du Chloroforme.

1° Toutes les fois que l'intensité de la douleur n'est pas assez grande pour justifier l'emploi d'un moyen qui, dans certains cas, peut devenir dangereux, malgré les précautions les plus minutieuses et l'expérience la plus consommée.

2° Toutes les fois que l'on constate une affection cardiaque, aortique, pulmonaire ou cérébrale ; et ceci est d'autant plus important, qu'il n'est pas bien certain que le chloroforme ne tue pas par syncope, par asphyxie ou par anémie profonde du cerveau, comme tendent à le démontrer les derniers travaux de M. Cl. Bernard.

3° Toutes les fois qu'il y a une grande faiblesse, et par conséquent prédisposition à l'anémie et à la syncope.

4° Toutes les fois que les malades ont été épuisées, soit physiquement par hémorrhagie, soit moralement par des chagrins profonds.

5° Enfin toutes les fois que la famille ou la femme s'y opposent énergiquement.

Précautions à prendre dans son administration.

1° Examiner la malade et consulter soigneusement ce que nous avons dit à l'article : *Cas où il faut proscrire le chloroforme.*

2° La malade ne doit pas avoir mangé depuis plusieurs heures, même dès la veille, si c'est possible.

3° La malade doit être couchée horizontalement (probablement pour éviter une anémie profonde, comme tendraient à le prouver les expériences de M. Cl. Bernard), dans une pièce spacieuse et bien aérée.

4° Le chloroforme doit être aussi pur que possible ; pour le faire respirer, on peut imbiber légèrement une éponge ou une simple compresse, en ayant soin d'enduire préalablement le nez de la malade d'un corps gras pour empêcher l'action locale de cet agent.

5° On doit l'administrer lentement et avec intermittence, pour permettre l'entrée de l'air, et éviter les effets progressifs du chloroforme.

6° On doit s'arrêter au moindre signe inquiétant.

7° On doit surveiller attentivement les battements du cœur et surtout la respiration et le pouls qu'un aide ne doit jamais abandonner; et il faut cesser la chloroformisation dès qu'il devient faible.

8° Ne jamais aller jusqu'à la résolution musculaire complète, pour éviter les effets progressifs du chloroforme.

9° Ne l'employer qu'à la fin du travail et lorsque le col est dilaté, pour favoriser le passage de la tête à travers la vulve, et diminuer la résistance du plancher périnéal.

10° Si, par une circonstance quelconque, on croit devoir l'employer dès le début du travail, il faudra le faire très-modérément, sans chercher l'insensibilité complète, mais seulement une indifférence à la douleur.

11° En cas de danger, on doit pratiquer la respiration artificielle, soit par l'insufflation, soit en imitant le mouvement des côtes, soit en abaissant la base de la langue; on doit asperger la face du malade et lui administrer un cordial.

12° On doit combattre la syncope : 1° en favorisant le retour du sang dans les centres nerveux; 2° en activant la respiration; 3° en réveillant la sensibilité générale; 4° en excitant la contractilité du cœur.

13° En tous cas, le chloroforme ne doit être employé que par un homme de l'art instruit et expérimenté.

Nous ne saurions terminer cet article sans parler d'un accident rare, il est vrai, mais dont on a des exemples, et contre lequel l'accoucheur doit se tenir d'autant plus en garde que bien peu de signes peuvent le lui faire pressentir; nous voulons parler de l'idiosyncrasie du patient et par suite de l'influence tardive du chloroforme, fait intéressant qui fut révélé au docteur Poizat par un cas malheureux que nous citerons plus loin.

On sait que le chloroforme n'agit pas d'une manière identique sur tous les sujets ; ainsi, telles qui l'ont respiré n'ont point été endormies, quelque quantité qu'on en ait administrée, et se sont toujours montrées réfractaires à l'influence de cet agent ; sur d'autres, au contraire, l'action se fait sentir presque instantanément: par conséquent, cette action peut être prompte, lente ou tardive.

Elle est prompte chez les personnes qui, après 10 ou 20 aspirations de quelques gouttes seulement de chloroforme, tombent profondément anesthésiées.

Elle sera lente, lorsqu'il sera nécessaire, pour produire l'anesthésie, d'une dose de chloroforme plus ou moins forte et d'un temps plus ou moins long.

Enfin elle sera tardive lorsque l'anesthésie ne se produira que longtemps après les inhalations ; c'est un fait rare, nous le répétons ; mais qu'importe ! du moment qu'il a été constaté, on doit toujours le craindre. Que devient le chloroforme pendant le laps de temps qui s'écoule entre l'administration et le sommeil anesthésique ? Comment comprendre qu'il se soit accumulé, mis en réserve, pour ainsi dire, pour ne manifester son action que 1 ou 2 heures après ? C'est ce que nous ne saurions expliquer, et nous laissons ce soin à de plus habiles que nous. Voici du reste l'observation si curieuse et si intéressante du docteur. A Poizat (d'Avignon).

OBSERVATION II

Action tardive du chloroforme. (Cette observation est due au docteur Poizat, d'Avignon.)

Il y a deux ans, une jeune personne se présenta dans mon cabinet et me demanda si je pourrais lui extraire de la mamelle droite quelques aiguilles qu'elle s'y était implantées par mégarde en jouant avec d'autres couturières de son atelier.

Il y avait plus d'un mois déjà depuis l'accident, et jusque-là elle n'en avait ressenti que quelques douleurs, mais si légères et si peu incommodes, qu'elle ne songeait pas du tout à se faire enlever ces aiguilles du sein.

Depuis quelques jours seulement et après une fatigue assez prolongée, les douleurs étaient devenues de plus en plus vives ; c'est alors que la je ne personne se décida à se présenter à ma consultation.

Je l'examinai avec beaucoup de soin ; je palpai et malaxai pour ainsi dire sa mamelle dans tous les sens pour reconnaître la présence de ces aiguilles ; peine perdue, je ne pus pas les découvrir au toucher. Je la renvoyai alors en l'engageant à revenir dans un moment plus propice. Trois jours après elle revint contente me disant qu'elle venait d'en sentir une superficiellement.

Je me décidai à faire l'opération; mais comme elle devait être longue et douloureuse, puisqu'il y avait deux autres aiguilles plus profondément situées, je voulus la chloroformiser, et mandai auprès de moi un aide intelligent. Après avoir consommé un flacon entier de chloroforme sans rien obtenir, je me décidai à pratiquer l'opération. . . . .

. . . .

L'opération terminée, la malade était très-contente d'être débarrassée et ne cessait de passer et repasser dans ses doigts les trois aiguilles que je lui avais livrées. Je la fis remettre un quart d'heure pendant lequel elle rajusta ses vêtements un peu en désordre. Cela terminé, je l'examinai avec soin avant de la renvoyer. Le faciès était bon, le pouls calme et tout annonçait une régularité complète dans les grandes fonctions de la vie. Je dis à la jeune personne qu'elle pouvait se retirer et lui recommandai de prendre en arrivant chez elle une infusion légère de tilleul. Sur ce, je me retirai dans mon cabinet.

Il n'y avait pas cinq minutes que j'y étais entré que la porte s'entr'ouvrit brusquement. C'était mon aide, tout effrayé, qui venait me dire que la jeune personne, en traversant le salon, était tombée sans connaissance. « Venez vite, me dit-il, elle n'a plus de pouls, elle respire à peine. Je m'empressai auprès d'elle, et voici dans quel état je la trouvai : elle était étendue pâle et défigurée. Je l'auscultai ; le cœur était presque muet ; on n'entendait qu'un bruit sourd et comme étouffé. La respiration était presque nulle et s'effectuait d'une manière à peu près inappréciable. C'était une véritable sidération, le danger était imminent.

Nous transportâmes la malade sur une terrasse bien aérée, et là nous la soumîmes à une ventilation soutenue, à des aspersions d'eau froide, à des lotions vinaigrées, tout cela sans résultat. J'avais sous la main un flacon d'ammoniaque (je m'en munis toujours quand je chloroformise), je le débouchai sous le nez de la malade sans obtenir la moindre amélioration : elle était insensible, et l'odeur si piquante et si pénétrante de cette substance ne paraissait pas du tout l'incommoder. Mon inquiétude commençait à être grande et je me décidai alors à combiner divers moyens. Je pratiquai l'insufflation de bouche à bouche comme le recommande M. Ricord dans ces circonstances. Le flacon d'ammoniaque débouché de nouveau sous les narines de la malade lui fit cette fois légèrement détourner la tête ; j'insistai, et, après plusieurs inhalations, elle entr'ouvrit les yeux. Dès ce moment, tout alla de mieux en mieux, et la malade reprit peu à peu ses sens.

Cette scène inquiétante n'avait pas duré moins d'une demi-heure ; heureusement elle se termina plus favorablament que je ne l'aurais cru, car je maudissais déjà le chloroforme, et jurai à plusieurs reprises que je ne l'emploierais plus à l'avenir.

Voilà ce que nous appelons l'action tardive du chloroforme et dont il faut tenir compte quand on a recours à cet agent.

OBSERVATION III

Chloroforme contre l'éclampsie puerpérale. (Dr Dupau, *Gazette médicale*, 1859, p. 134.)

Une femme de 44 ans, primapare, est au huitième mois de sa grossesse, prise d'éclampsie; elle avait déjà eu cinq accès avant l'arrivée du médecin qui constate l'état suivant : Décubitus dorsal, yeux fermés, face vultueuse, grimaçante ; lèvres gonflées et mordues, dents grinçantes, écume à la bouche. Les poings sont fermés, le tronc roidi en opisthotonos ; le pouls est filiforme (200) (1). Respiration ronflante, insensibilité complète ; contractions utérines faibles et rares. La tête est dans l'excavation, l'enfant est vivant.

Application du forceps ; extraction d'un enfant vivant.

Trois heures après l'accouchement, la convulsion éclamptique conserve son caractère tonique.

Mort par asphyxie imminente.

Première inhalation de chloroforme pendant dix minutes. Le pouls tombe à 150 et devient plus fort.

A neuf heures trois quarts, nouvelle inhalation. La malade est sensible, la face pâlit, le ronflement diminue (Pouls, 130-140).

A dix heures un quart, nouvelle inhalation ; jeu de la physionomie, l'écume disparaît, la respiration est régulière, un sommeil profond succède au ronflement stertoreux ; la sensibilité est revenue (Pouls 115-130).

A onze heures et demie, les convulsions ont cessé. Le lendemain la femme va bien et ne conserve aucun souvenir de ce qui s'est passé. Le pouls est à 95, régulier et plein.

M. Dupau est persuadé que le chloroforme a fait cesser l'éclampsie.

OBSERVATION IV.

Éclampsie traitée par le chloroforme. (*Observation publiée par* M. Macario *dans la Revue médico-chirurgicale.*)

Jeune femme de 22 ans, primipare, jambes et bras infiltrés depuis deux mois. Elle éprouve une frayeur subite et elle est prise aussitôt de coliques dans le bas-ventre qui durèrent trois jours. Elle ne sentit plus remuer. Cinq jours après, elle perd la vue ; céphalalgie intense, pouls lent ; à trois heures du soir, première attaque ; jusqu'à minuit, vingt attaques très-longues et très-violentes. La dilatation du col commence à se faire.

M. Macario fait alors respirer le chloroforme, accès moins longs et moins fréquents. On fait avorter les attaques en l'administrant dès

(1) Ce nombre nous paraît exagéré.

le prélude de l'accès, seulement la malade reste sans connaissance. Le lendemain matin, à dix heures, l'orifice est dilaté. Application du forceps, extraction d'un enfant mort depuis plusieurs jours. Léger assoupissement après la délivrance. Les attaques ne reparurent plus. On avait administré de 25 à 38 grammes de chloroforme.

OBSERVATION V

(*Thèse du* Dr Fredet.)

Félicité L..., 39 ans, entrée à l'hôpital Beaujeon le 11 mai 1867. Elle est à sa cinquième grossesse, ses accouchements antérieurs ont été très-douloureux.

Les douleurs ont commencé dans la nuit, et l'on administre le chloroforme à neuf heures du matin, la poche des eaux est rompue, la tête n'est pas engagée ; on entend les battements du cœur fœtal ; qui ne paraissent ni modifiés ni irréguliers, les contractions de l'utérus ne sont pas ralenties.

L'insensibilité arrive facilement, le pouls et la respiration sont bons.

A dix heures, rupture de la poche des eaux ; période conquassante à onze heures ; mais la femme souffre peu. L'enfant se dégage à la vulve et la rotation des épaules s'accomplit normalement. L'enfant crie et paraît bien portant ; l'utérus continue à se contracter.

Le placenta est extrait vingt minutes après l'accouchement.

A son réveil la femme est étonnée d'être accouchée ; elle dit n'avoir pas souffert.

Suites de couches très-heureuses ; la femme et son enfant quittent l'hôpital le 20 mai.

Déduction. — Accouchement très-régulier, sans souffrance et sans danger ni pour la mère ni pour l'enfant.

OBSERVATION VI

(*Thèse du* Dr Fredet.)

Alphonsine S..., 18 ans, entrée le 22 juin 1867 à l'hôpital Beaujeon. C'est une jeune fille nerveuse, primipare, complétement à terme.

Le travail commence à six heures *du matin ;* elle éprouve de vives douleurs pendant la période de la dilatation du col ; les contractions utérines sont presque continues, *sans énergie, et très-douloureuses.* A trois heures du soir, les souffrances deviennent intolérables, la poche des eaux est rompue, et la tête du fœtus n'a pas encore franchi le col.

On administre le chloroforme à trois heures et un quart ; le calme se rétablit, et les contractions deviennent franchement intermettentes et prennent de l'énergie. Lorsque la tête arrive sur le plancher périnéal, nous en constatons le relâchement musculaire.

L'ouverture vulvaire est très-étroite ; et elle se serait peut-être déchirée, si, outre le chloroforme, nous n'avions soutenu soigneusement le périnée.

L'enfant est gros et né un peu asphyxié; mais il faut remarquer qu'il avait le cordon entortillé autour du cou. Bientôt il crie et s'agite.

La délivrance se fait facilement et sans *hémorrhagie.*

L'accouchement se termine à cinq heures un quart, l'enfant tette bien, et la mère dit n'avoir pas souffert. On a employé de 30 à 40 grammes de chloroforme.

Déduction. — La mère n'a pas souffert à partir du moment de l'administration du chloroforme, qui, loin d'entraver les contractions de l'utérus, les à rendues régulières et intermittentes.

OBSERVATION VII

(*Thèse de* M. Fredet.)

Augustine P..., 36 ans, entre à l'hôpital Beaujeon le 16 juillet 1869.

C'est sa cinquième grossesse. Tous ses accouchements antérieurs ont été très-pénibles ; elle a éprouvé chaque fois de très-vives douleurs : aussi elle voit arriver avec effroi l'heure de son nouvel accouchement.

Le travail a commencé le matin du 16, continué sans interruption ; le 17, à dix heures du matin, le col est déjà dilaté : la poche des eaux n'est pas rompue; on entend facilement les battements du cœur du fœtus, et l'on reconnaît la fontanelle postérieure.

(Position O. I. D. P.).

Cette femme est très-agitée, souffre énormément et demande en grâce qu'on la soulage. Les contractions utérines manquent d'énergie, ne s'achèvent pas. Nous attendons que le col soit plus dilaté. A une heure du soir, les douleurs deviennent insupportables ; la femme crie et se désespère : le col est complétement dilaté. Nous versons quelques gouttes de chloroforme sur une compresse et nous engageons la femme à respirer. Il n'y a pas la moindre période d'excitation, et au bout de quelques instants la femme P. paraît jouir du sommeil le plus profond. A partir de ce moment, les contractions utérines se succèdent avec la plus grande énergie ; la femme ne pousse pas un cri ; sa physionomie ne décèle plus la souffrance.

La tête s'engage alors, la poche des eaux bombe à la vulve ; l'on se sert d'un bec de plume d'acier pour la rompre.

L'utérus continue ses contractions, et bientôt la tête paraît à la vulve et le reste suit. Au moment du passage de la tête, la femme ne pousse pas un cri.

L'enfant est gros et fort ; à peine hors du sein maternel, il s'agite et crie.

La femme se réveille, nous remercie avec effusion, et nous assure qu'à partir des premières inhalations, ses douleurs disparaissaient comme par enchantement. « C'est inouï, nous disait-elle, comme j'ai été soulagée. » Et, bien qu'elle se rendît compte de ce qui se passait autour d'elle, elle nous affirme qu'elle n'a pas souffert ; mais qu'elle a senti qu'elle accouchait. Le réveil a été facile et la délivrance a pu se faire sans la moindre difficulté.

L'enfant va bien le lendemain et n'a pas eu de sommeil prolongé.

Déduction. — Quelques gouttes de chloroforme ont pu calmer les souffrances ; l'utérus a continué à se contracter énergiquement et l'accouchement a été des plus heureux.

OBSERVATION VIII

Présentation de l'épaule avec sortie du bras. Version dans l'état d'éthérisme. Succès. — (M. Roux.)

Madame F..., 26 ans, d'un tempérament sanguin et parfaitement constituée, mère de deux enfants, dont le second, ayant offert une présentation du bras et de l'épaule, avait nécessité la version, était pour la troisième fois en travail d'enfant, lorsque je fus appelé, le 8 juillet 1847, à onze heures du soir, pour lui donner des soins.

Elle était assistée d'une sage-femme qui me dit que les douleurs existaient depuis 24 heures, d'abord faibles et éloignées, et ensuite assez fortes et plus rapprochées.

Elle ajouta qu'elle avait cru sentir un bras dans la poche des eaux, non encore brisée; que cependant, comme des eaux s'étaient échappées en assez grande abondance et qu'il continuait de s'en écouler encore, et que les membranes étaient ouvertes dans un point assez élevé, j'attendis donc l'apparition d'une douleur pour explorer les parties et reconnaître où en étaient les choses. Je conseillai à la malade, qui était couchée, de se lever et de se promener dans l'appartement, ce qu'elle fit sans le secours de personne.

Après une demi-heure d'attente, une légère douleur se faisant sentir, je fis asseoir la malade, et à son examen je reconnus qu'un bras de l'enfant arrivait jusqu'à la vulve, que la poche des eaux était déchirée, et que l'utérus, largement dilaté, n'était le siége d'aucune contraction dans son corps et d'aucune rigidité dans son col. Madame F..., qui avait de justes motifs de craindre que cet accouchement ne ressemblât au dernier, qui avait exigé la version et annonçait de vives souffrances, était en proie à une grande agitation et à de funestes pressentiments.

Dans cet état moral et physique, je compris tout l'avantage qu'il y aurait pour la mère et l'enfant à plonger la première dans l'éthérisme, et à pratiquer la version du second dans l'état de complète insensibilité. J'appliquai donc immédiatement mon sac à éthérisation, et après deux minutes d'une respiration facile de vapeurs éthérées, le sommeil fut obtenu; je m'assurai que la résolution des muscles était entière, l'insensibilité absolue, et, après avoir attendu quelques secondes encore pour que les effets fussent plus durables, j'introduisis ma main gauche dans le vagin, et faisant aisément rentrer le bras du fœtus dans l'utérus d'où il était sorti, je reconnus que la tête de celui-ci correspondait à la fosse iliaque droite, le dos aux téguments du ventre, et l'abdomen à la colonne vertébrale de la mère; je retirai aussitôt ma main gauche, et, la remplaçant immédiatement par la droite, portée jusque dans la cavité utérine, je constatai l'absence de contraction dans le col, le col de l'utérus, les muscles abdominaux, et je saisis un pied, que j'attirai avec difficulté.

Cependant, après quelques tractions modérées, le membre saisi dépassa la vulve; il me fut alors facile de dégager le second; le corps les suivit; la tête s'arrêta un instant au détroit supérieur; le périnée n'opposa pas de résistance et l'enfant fut extrait vivant. Je crus alors convenable de profiter de l'état d'insensibilité pour hâter la délivrance, et après quelques tractions suffisantes exercées sur le cordon, je fus chercher le placenta, que j'entraînai au dehors avec la main. Il me fut alors facile de nouveau de reconnaître que la matrice n'était encore le siége d'aucune contraction évidente.

Durant toutes ces manœuvres, l'utérus semblait donc être resté immobile, puisque ma main n'avait senti de contraction ni au fond, ni au corps, ni au col de l'organe, et que je n'avais rien constaté du côté des muscles abdominaux. La femme était demeurée impassible, et l'accouchement se fût terminé dans un silence absolu si la malade n'avait poussé un cri au moment où la tête de l'enfant s'étant, comme je l'ai dit, un instant arrêtée au détroit supérieur du bassin, n'avait nécessité pour le franchir de plus fortes tractions. Il faut remarquer que j'avais cru convenable de faire un moment suspendre les inhalations éthérées avant l'entière extraction du fœtus, que le cri s'est fait entendre pendant cette interruption, et que d'ailleurs, une fois revenue à elle, la malade a déclaré n'avoir pas rapporté ce cri à la douleur qu'elle aurait éprouvée, puisqu'elle répétait qu'elle n'en avait ressenti aucune.

Immédiatement après l'accouchement, madame F... a recouvré la plénitude de ses facultés ; elle a parlé, senti les pincements de la peau qu'on lui faisait subir ; et cependant une minute s'était à peine écoulée, qu'elle était reprise d'insensibilité complète et de résolution des membres, bien qu'elle n'eût pas été soumise à de nouvelles aspirations d'éther. Cette insensibilité, consécutive ou rémittente, si je puis ainsi m'exprimer, n'a pas été de longue durée ; bientôt l'utérus s'est contracté avec force, en formant à la région hypogastrique une masse globulaire douloureuse et résistante. Le calme le plus profond a suivi la scène que je viens de décrire. Le huitième jour de l'accouchement, la mère est sortie avec son enfant.

Déduction. — On doit remarquer ici l'insensibilité complète de la femme, la facilité de la version et l'action rémittente du chloroforme, qui est aussi remarquable que son action tardive, à propos de laquelle nous avons rapporté une observation très-curieuse du Dr Poizat, d'Avignon.

Les deux observations suivantes sont dues à l'obligeance du docteur Desruelles.

OBSERVATION IX

Effet prompt et heureux du chloroforme dans un accouchement naturel entravé par l'inertie de l'utérus.

Madame F... a perdu subitement, en octobre 1867, des eaux en abondance, en faisant un effort pour lever les bras, afin de saisir un objet élevé. On nous mande vivement auprès d'elle.

Madame F... est multipare (secondipare) : nous l'avons suivie dans sa grossesse, qui a été belle. Aucun accident ne l'a traversée : elle est d'un tempérament lymphatique très-accusé ; elle doit être à terme, à 2 ou 3 jours près. Nature délicate et craintive, elle se révolte à l'idée qu'un homme doit l'accoucher et peut la toucher ; c'est avec la plus grande circonspection et le plus répugnant abandon qu'elle accepte d'être examinée par nous. Nous combattons et raisonnons vainement cette délicatesse exagérée. L'intervention de l'accoucheur lui étant démontrée indispensable dans le moment où nous sommes appelé, elle s'y soumet non volontairement, mais par soumission. A peine avons-nous introduit le doigt dans l'orifice vulvaire, qu'elle se débat, jette des cris et entre dans un état nerveux tel qu'il est impossible d'insister, et que nous devons renoncer à tout examen ; nou recommandons le repos, lavements, nourriture ; le soir rien de nouveau ; pas de douleurs, excepté quelques mouches dans les reins, éloignées, à peine ressenties ; l'eau s'écoule toujours un peu ; on ne sent rien au toucher ; à peine pouvons-nous atteindre le col, dilaté comme une pièce de 2 francs.

Le lendemain, vers 5 heures du matin, il y a eu des contractions lourdes, rares ; impossible de sentir la partie fœtale ; les bruits du cœur sont très-bien perçus au niveau de l'ombilic et nous font augurer une présentation du sommet. Le ventre n'est d'ailleurs pas développé transversalement, aucune perte de sang ; le ventre a baissé sensiblement au milieu du jour ; la dilatation se fait lentement ; le col est élevé, effacé complétement ; nous croyons sentir une partie fœtale mobile, d'un volume arrondi, mais peu considérable ; nous pensons que c'est le sommet qui va se présenter ; nous engageons la malade à marcher.

A 4 heures, no s la trouvons dans une anxiété extrême ; agitée et cependant affaissée ; les maux de reins sont insupportables ; les douleurs sont très-rapprochées, douloureuses, irritantes ; la matrice y participe très-peu ; elles ne donnent qu'un résultat peu actif au point de vue du travail ; elles arrachent des plaintes, des crispations à la mère, qui continue à manifester beaucoup de répulsion au toucher ; elle ne répond qu'avec lenteur à nos questions et refuse de rien prendre ; elle est dans une agitation nerveuse inabordable, pour tous ceux qui l'entourent ; elle demande à grands cris à accoucher ; nous proposons l'emploi du chloroforme, qui est accepté avec joie ; à 4 heures 1/2 nous profitons d'un moment d'intervalle des douleurs pour faire des inhalations peu continues, peu chargées ; après 4 ou 5 inhalations le calme se manifeste dans l'état général ; le toucher peut être pratiqué sans douleur, sans anxiété ; le col est dilaté ; la tête se sent très-bien, mais élevée ; les douleurs sont supportées plus paisiblement ; les contractions sont moins violentes, plus durables, plus régulières ; elles deviennent plus efficaces après 3/4 d'heure d'inhalations ; nous pouvons cesser l'emploi du chloroforme ; tout marche dès lors régulièrement et, à 6 heures, elle accouche sans autre accident d'un bel enfant. Délivrance naturelle. Suites de couches heureuses.

Déduction. — Cette observation est remarquable à plusieurs points de vue.

1° Le chloroforme a calmé immédiatement l'irritabilité nerveuse de la femme et a facilité le toucher et la dilatation du col.

2° Il a hâté et régularisé les contractions qui étaient faibles et irrégulières quelques minutes avant son administration et cependant faisaient souffrir la femme au point de devenir intolérables.

OBSERVATION X

Contractions partielles de l'utérus pendant le travail qui n'avance pas. — Dilatation lente du col. — Inhalations de chloroforme. — Heureux résultats.

En 1855, madame C., tempérament très-nerveux, primipare, était à terme à quelques jours près quand, par suite d'un choc de deux wagons en chemin de fer, revenant le soir des environs, elle éprouva une secousse et ressentit de suite une douleur dans les reins. Dans la nuit qui suivit, douleurs vers 5 heures du matin, très-vagues, très-courtes, très-éloignées. Pas de pertes de sang ni d'eaux; dans la journée qui suivit, tout paraissait calmé quand le soir, vers 4 heures de nouvelles douleurs de reins paraissent. Elles deviennent plus suivies, plus accentuées sans être régulières ni fortes. Vers minuit elles se montrent plus rapprochées, plus régulières ; perte des eaux en partie vers 2 heures du matin ; douleurs vives, régulières, plus longues ; peu de dilatation pourtant ; c'est une présentation du sommet en position O. I. G., à partir de 3 heures, les douleurs deviennent très-suivies, très-rapprochées, sans efficacité ; la dilatation marche, mais *lentement, et non en proportion des douleurs*. Les contractions ne portent pas du reste sur la totalité de l'utérus ; mais une portion seule du ventre paraît tendue ; l'autre, la gauche est plus souple. La femme commence à témoigner de l'impatience, de l'irritabilité, de l'anxiété; quelques calmants sont administrés par le haut et le bas, mais les contractions conservent le même caractère pendant 2 heures, la femme était arrivée à un degré d'irritabilité telle qu'on devait penser à intervenir d'une manière ou d'une autre

La dilatation était faite ; la tête avait franchi le détroit inférieur mais ne pressait nullement sur le plancher du bassin. La dilatation vulvaire tout entière restait à faire. L'administration du seigle ergoté ne nous paraissait pas indiquée en pareille occurrence. Nous la repoussons quand on nous la propose, un bain ne sert de rien; appliquer le forceps, dans ces conditions, chez une primipare, nous paraît bien incertain, peu rationnel; étant encore au début de notre pratique obstétricale, nous demandons l'intervention de notre estimable confrère le docteur Campbell qui se rend avec empressement à notre appel. Après avoir examiné la malade, vérifié la présentation, l'état des parties, la situation de l'enfant, vivant d'ailleurs, il constate les contractions partielles de l'utérus, et nous propose, de préférence au forceps, les inhalations du chloroforme. Nous nous rangeons à son avis. A peine quelques inhalations avaient-elles été faites, graduées, espacées, non continues, non prolongées, que notre malade tombait non dans le sommeil, mais dans un calme évident, disant qu'elle respirait plus facilement. Cinq ou six inhalations furent faites, de très-peu de durée, et bientôt le travail se régularisa. Les douleurs, qui étaient courtes, précipitées, rapprochées, se développent longues, lentes, durables, efficaces ; les contractions s'adressent à la totalité de l'organe ; la tête, après deux ou trois douleurs, presse sur le plancher; la dilatation des parties molles a lieu et l'accouchement se fait heureusement au bout de deux heures à peine, à la grande satisfaction de la mère, dont l'enfant vint vivant, et qui eut des suites de couches heureuses.

Remarque. — Un autre médecin aurait probablement appliqué le forceps; mais aussi il est probable que le résultat aurait été moins heureux pour la mère et surtout pour l'enfant.

Déduction. — Nous voyons ici qu'à partir du moment de l'administration du chloroforme, les contractions, de courtes, précipitées et infructueuses qu'elles étaient, sont devenues ongues, lentes, durables et efficaces, et s'adressaient à la totalité de l'organe, — ce qui avance rapidement l'accouchement vers une fin heureuse pour la mère et pour l'enfant.

CONCLUSIONS FINALES

Nous avons fait suivre chacune de nos observations d'un résumé indiquant les déductions les plus utiles et les plus rationnelles qui en découlent. Nous dirons d'une manière générale :

1° Le chloroforme diminue la douleur dans le travail de l'enfantement ;

2° Il n'entrave nullement le jeu des organes essentiels, dans l'acte de la parturition;

3° Il ne nuit ni à la santé de la mère ni à celle de l'enant;

4° Il doit être employé dans tous les cas que nous avons cités (page 52);

5° Il sera proscrit dans les cas que nous avons rapportés (page 53) ;

6° On l'administrera *avec beaucoup* de prudence, et selon les règles que nous avons posées (page 54) ;

7° Enfin on y aura recours toutes les fois que le médecin le croira convenable, pourvu que ni le malade ni la famille ne s'y opposent énergiquement.

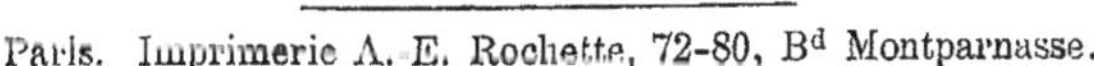

Paris. Imprimerie A. E. Rochette, 72-80, Bd Montparnasse.

www.ingramcontent.com/pod-product-compliance
Ingram Content Group UK Ltd.
Pitfield, Milton Keynes, MK11 3LW, UK
UKHW020324220726
13923UKWH00003B/1343

9 782329 059600